La

Cure Hélio-Marine

à la Fondation Wallerstein

ARÈS (Gironde)

Pratique — Indications — Résultats

PAR

M. Charles LASSERRE

Aide-Major de 2ᵉ classe, Médecin-Chef de la Fondation.

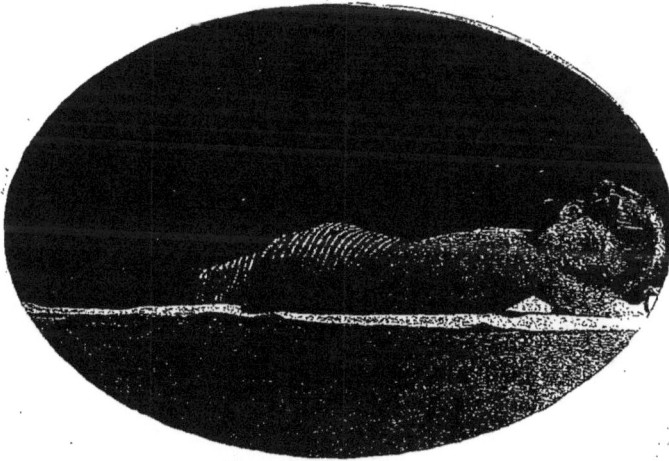

BORDEAUX

IMPRIMERIES GOUNOUILHOU

9-11, rue Guiraude 9-11.

—

1917

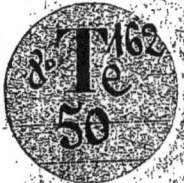

La
Cure Hélio-Marine

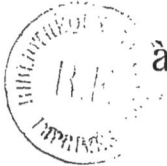

à la Fondation Wallerstein

ARÉS (Gironde)

Pratique — Indications — Résultats

PAR

M. Charles LASSERRE

Aide-Major de 2ᵉ classe, Médecin-Chef de la Fondation.

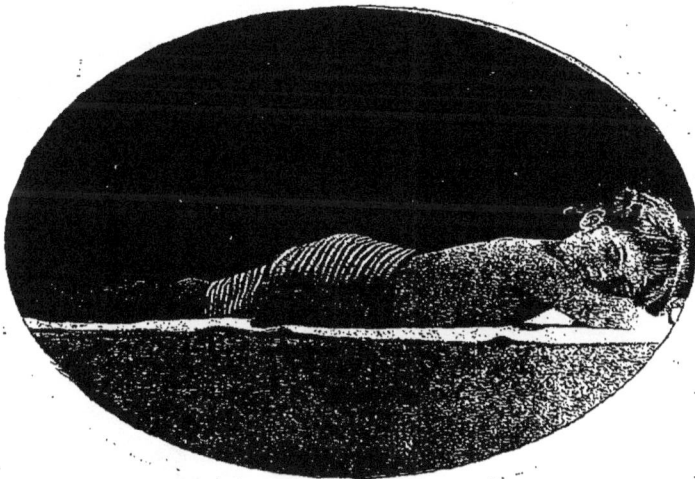

BORDEAUX

IMPRIMERIES GOUNOUILHOU

9-11, rue Guiraude, 9-11.

1917

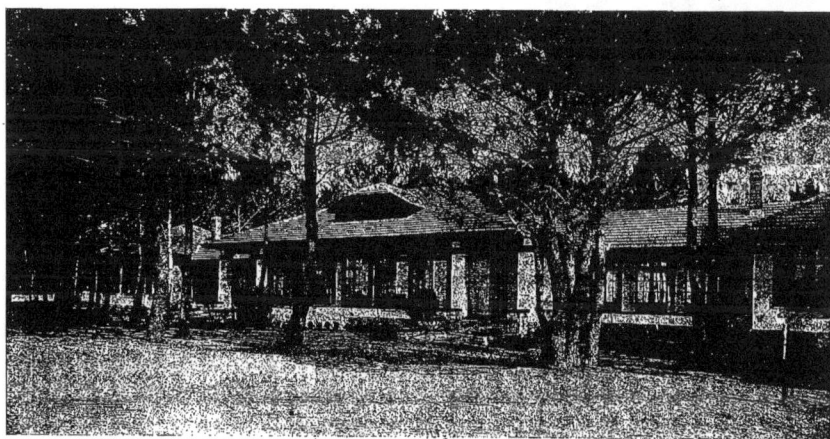

PRÉFACE

—

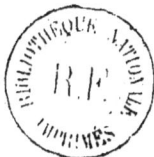

« Il faut prévoir, tirer l'enfant de ce milieu funeste, l'ôter à l'homme, le donner à la Nature et lui faire aspirer la vie dans les souffles de la mer. »

MICHELET.

La Maison de Santé d'Arès, créée en 1895 par M. et Mme Paul Wallerstein, sous l'influence du mouvement de décentralisation hospitalière à peine ébauché en France, avait grandi peu à peu sous l'admirable direction médicale du Dr Ferdinand Peyneaud. Depuis 1901 elle avait déjà vingt et un lits, hospitalisait annuellement cent cinquante malades et recevait au Dispensaire près de trois mille consultants.

Continuer l'œuvre si heureusement entreprise et faire bénéficier les enfants pauvres des avantages incontestables du climat marin et de la plage, en réalisant ainsi le vœu de Mme Javal, sa mère, et de M. Wallerstein, fut pour Mme Wallerstein l'objet d'une préoccupation constante.

Au lieu dit Saint-Brice se trouvait une parcelle de pins enclavée dans le domaine d'Arès et dont on ignorait le propriétaire; au hasard d'une rencontre, on apprit qu'en 1817 un officier de marine, séduit par le site, en avait été l'acquéreur. Retrouver les héritiers de ce coin de terre oublié, les désintéresser fut tâche longue et laborieuse; Mme Wallerstein réussit cependant : le rêve commençait à se réaliser.

La bonne fée qui avait procuré le terrain se chargea de pourvoir à la possibilité de bâtir la demeure en amenant un riche collectionneur à l'Exposition de tableaux de Bagatelle, au printemps 1910; il s'éprit d'une toile exposée par la future fondatrice de l'Œuvre et la voulut à tout prix.

D'abord décidée à ne pas se séparer de cette œuvre d'art, Mme Wallerstein eut bientôt l'intuition heureuse qu'admirer le « Petit Dessinateur » peint par l'inconnu du XVIIIe siècle était une joie moins réconfortante que de voir les ébats joyeux des enfants sur la plage et sous les grands pins.

Elle résolut de ne se séparer du tableau qu'en échange d'une

*somme permettant de construire une maison pour les petits
déshérités de la vie. L'amateur offrit cent mille francs!
L'Aérium était né. Le Pari-Mutuel, des amis personnels
apportèrent une aide précieuse, et le 15 mars 1913, jour anni-
versaire des dix ans de la mort de M. Wallerstein, les deux
premiers enfants furent installés dans leur nouvelle demeure* [1]

*Leur nombre s'est très rapidement accru, et le 1er jan-
vier 1917 l'Aérium avait reçu 272 malades, chez lesquels nous
avons observé plus de 80 0/0 de guérisons, 20 0/0 d'amélio-
rations très grandes et seulement trois malades n'ayant pas
profité de la cure marine.*

Les affections traitées se répartissent de la façon suivante :

Lymphatisme et anémie.	33 0 0
Adénopathies tuberculeuses.	20 0/0
Adénopathie trachéo-bronchique.	18 0/0
Convalescences d'affections pulmonaires. . .	10 0/0
Tuberculoses osseuses et ostéo-articulaires . .	9 0/0
Rachitisme	5 0/0
Convalescences de maladies graves et d'inter-	
ventions chirurgicales.	5 0/0

*Nous voyons de la sorte que les résultats sont parfaitement
conformes au but poursuivi et aux indications formulées par
le Dr Lalesque en 1913 : «Ce qu'on veut ici, c'est moins guérir
que prévenir. L'Aérium d'Arès tend à réaliser cette formule
de Pasteur : «Sauvez la graine,» dont le professeur et
Mme Joseph Grancher s'inspirèrent pour la protection de
l'enfance tuberculeuse.» Il s'adresse donc à cette catégorie
d'enfants débilités menacés de la tuberculose ou déjà effleurés,
à qui les Sanatoriums marins, devant l'impuissance de toute
thérapeutique, ouvrent leurs portes souvent trop tard. Il les
abritera pendant un temps, que le médecin prolongera à son
gré jusqu'à guérison complète. Son rôle primordial sera enfin
d'intervenir aussi précocement que possible, pour le plus grand
bien de la lutte antituberculeuse.*

Ch. LASSERRE.

---

[1] Dr Lalesque. *La Fondation Wallerstein d'Arès* (in *La Presse
médicale*, 25 janvier 1913); — *La Fondation Wallerstein* (éditions
La Gazette des Eaux, 1913).

Dr Cruchet. La Fondation Wallerstein (*Journal de Médecine de
Bordeaux*, 30 mars 1913).

LA
CURE HÉLIO-MARINE

à la Fondation Wallerstein

ARÈS (Gironde)

Pratique — Indications — Résultats

Par M. Charles LASSERRE

Aide-major de 2ᵉ classe, Médecin-chef de la Fondation.

———

A l'exemple d'Arcachon, leur sœur aînée, les stations maritimes du bassin, échelonnées le long de cette mer intérieure, réalisent un ensemble tout à fait favorable au traitement d'affections justiciables du climat marin. Le sol y est sec, sablonneux et perméable; la présence du pin maritime y crée une atmosphère balsamique moyennement humide et chaude. L'ozone enfin, né des oxydations lentes des produits végétaux, s'y trouve en grande proportion (8 milligrammes à 10 milligrammes 600); il contribue, grâce à son association à des gaz rares, à donner à l'air une salubrité remarquable.

Les caractères climatologiques y paraissent être les suivants (chiffres donnés par le Dr Lalesque pour Arcachon) :

1º Température moyenne : hiver, 6º16; printemps, 12º40; été, 20º40; automne, 14º12; par année, 13º27.

2º L'amplitude moyenne de variation diurne de la température est, par année, 9º49, et par saison : hiver, 7º22; printemps, 10º38; été, 11º23; automne, 9º12.

Les pluies, assez abondantes en automne, y sont surtout nocturnes.

Par sa situation à l'abri des vents froids, par son exposition idéale sud-ouest, qui donne lieu à l'insolation la plus prolongée, par la perméabilité suffisante du sol, notre côte réalise un ensemble de qualités précieuses. Celles-ci nous permettront de pratiquer le traitement que nous voudrions mettre en relief dans cette étude : l'héliothérapie associée à la cure marine, et réalisant avec elle un ensemble thérapeutique remarquable.

Créés grâce à l'initiative et à la philanthropie généreuses de M. et Mme Paul Wallerstein, la Maison de Santé et l'Aérium viennent apporter, par leur installation moderne, le milieu qui convient à cette thérapeutique (¹).

La Maison de Santé est située à 500 mètres du bassin et permet en ce moment l'hospitalisation de quarante malades. Vingt lits y sont affectés à l'hôpital auxiliaire pour le traitement des tuberculoses chirurgicales. L'établissement joint à deux salles d'opérations une installation hydrothérapique et un matériel radiographique complet, dû à la générosité de M. le professeur Bergonié.

L'Aérium, de construction récente (mars 1913), comprend en été cinquante lits et en temps normal quarante (vingt garçons de 4 à 12 ans et vingt filles de 4 à 18 ans, admis pour une cure de durée variable, dont le médecin traitant est seul juge). Situé en bordure sur le bassin, entouré d'une forêt de pins très dense, il associe par sa situation privilégiée les avantages du climat forestier au climat marin. D'installation très moderne, — tout est joli jusque dans le

---

(¹) Dr Lalesque. La Fondation Wallerstein à Arès (Gironde) (*Presse médicale*, 25 mars 1913); — Dr Cruchet. La Fondation Wallerstein à Arès (*Journal de Médecine de Bordeaux*, 30 mars 1913).

détail, tout est parfait; l'air pénètre à flots, le soleil
se rit dans ses vitres brillantes et ses boiseries cirées,
— il réalise l'établissement type de climatothérapie
marine.

C'est dans ce milieu, très favorable, que nous prati-
quons la cure hélio-marine telle que nous allons
l'exposer, ensemble de faits complexes auxquels se
trouve associée l'application constante d'une hygiène
rigoureuse.

Si la cure libre a de grands avantages, nous esti-
mons en effet que la cure collective en honneur à
l'Aérium a des résultats souvent supérieurs grâce à
la surveillance constante dont elle est l'objet, à la
réglementation presque mathématique de la journée
du malade, dont voici les principaux caractères :

Après onze heures de sommeil calme et profond,
l'enfant sourit à la lumière qui l'éveille. Sa toilette
soignée est suivie d'un léger exercice sur la plage qui
le met en excellent appétit pour le premier repas de
la journée, servi vers huit heures et demie et composé
de soupe au lait ou de soupe aux légumes, parfois de
racahout. Dès ce moment l'enfant pratique sur la
plage ou dans la forêt la cure d'air et de soleil, si
salutaire, et par les journées pluvieuses dans la
galerie.

A dix heures, gymnastique à l'extérieur ou dans
une salle spécialement aménagée : mouvements respi-
ratoires, mouvements d'assouplissement, de redresse-
ment, dont nous avons fixé la durée journalière par
l'oscillomètre de Pachon (demi-heure ou trois quarts
d'heure, suivant l'âge, séparée par trois intervalles de
repos, limite au delà de laquelle nous avons constaté
de la fatigue circulatoire).

A onze heures et demie, après un lavage des mains
très soigneux, les enfants prennent leur repas, suivi
d'une longue sieste en plein air. La cure se prolonge

de midi à cinq heures, interrompue par un goûter et suivie d'une heure de silence et de repos qui nous amène au repas du soir (six heures et demie). Après le dîner, l'enfant se repose sur la plage et se couche vers huit heures.

La base de l'alimentation est faite de farineux, de purées, de pâtes alimentaires, de mets sucrés; un seul plat de viande par jour, Les sauces et les plats épicés sont proscrits. Le lait est utilisé comme boisson.

Nous voyons de la sorte que nos petits malades, grâce à cette vie réglée et à cette alimentation choisie, sont dans des conditions excellentes pour retirer de la cure tout le bénéfice désirable.

I

Pratique de la Cure hélio-marine.

———

1. Héliothérapie. — La situation de la Maison de Santé et mieux encore de l'Aérium nous a permis de pratiquer la cure solaire avec une extrême facilité.

Bien que, théoriquement, les rayons chimiques, auxquels appartient le rôle prépondérant dans l'action de la lumière solaire, arrivent en moins grande quantité qu'à la montagne, puisqu'ils sont filtrés par les couches inférieures de l'atmosphère, ils subissent sur la plage ou sur la surface de l'eau une très forte réverbération, qui les rend particulièrement actifs. L'aération extrême du milieu, la dénomination de l'aérium l'exprimant assez clairement, permettra à l'action bactéricide de la lumière solaire de s'exercer, en la renforçant et l'accélérant. Enfin, point capital, la cure pourra se prolonger l'année entière. Le moment le plus favorable comprendra les mois d'été, où vingt-cinq à vingt-six jours par mois sont utilisables, et où le coefficient d'ensoleillement est très élevé; mais nous ne saurions dédaigner les jours nuageux et même couverts, où l'intensité des rayons actifs est le plus souvent très suffisante. La température, presque

constante grâce au puissant régulateur que constitue
la mer dans cette région, permettra les sorties régu-
lières de nos malades en toute saison.

L'enfant destiné à la cure héliothérapique pratiquée à l'Aérium ne pourra bénéficier du traitement à
son arrivée même, car nous commençons par le mettre
en observation de quatre à sept jours. Notre petit
malade sera conduit, à l'abri du vent, dans la cour
intérieure de l'établissement dès le deuxième jour,
puis sur la galerie de cure, claire et ensoleillée; nous
lui permettrons enfin, dès le quatrième ou le cinquième
jour, de jouer avec ses petits camarades, et nous
commencerons la cure héliothérapique, dont les principes seront ceux d'une exposition directe, totale,
progressive, et surtout surveillée.

L'héliothérapie a une efficacité d'autant plus
grande, a dit Rollier, qu'elle est étendue à une plus
large surface des téguments et qu'elle est de durée
plus prolongée. Du reste, n'est-il pas facile de conce-
voir que plus la surface d'exposition sera étendue,
meilleurs seront les résultats, puisque la lumière
joint à son action locale, si manifeste, une action
générale précieuse. La nutrition se trouve accélérée
grâce à l'action excito-motrice de la radiation solaire,
l'organisme tonifié, les sécrétions plus actives; autant
de phénomènes que nous saurons utiliser en prati-
quant le grand bain de soleil chez des sujets progressivement adaptés.

Dès que leur accoutumance à l'air marin sera par-
faite, et que toute contre-indication sera écartée, nous
les installerons le plus confortablement possible sur
la plage, choisissant de préférence un endroit abrité
où la luminosité, pour les premières séances, sera plus
atténuée (entre neuf heures et onze heures du matin
par exemple) : nous ne serons jamais trop prudents,

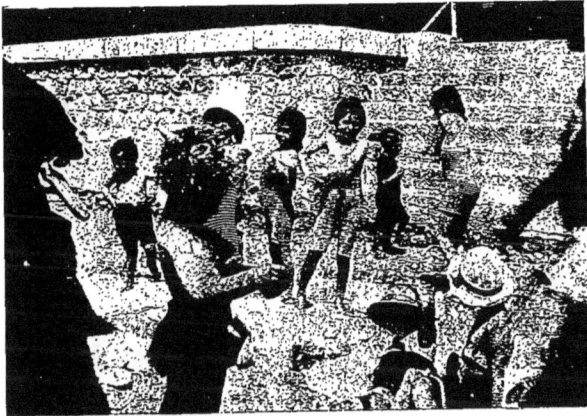

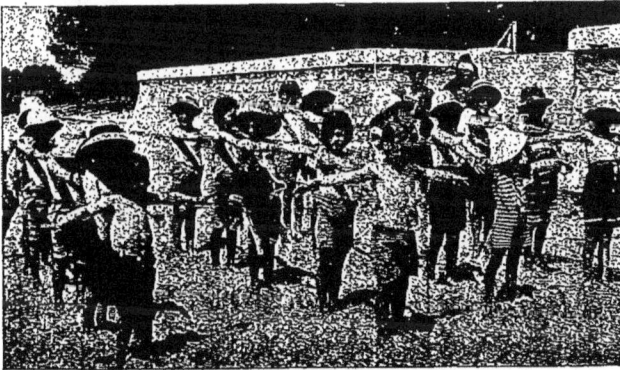

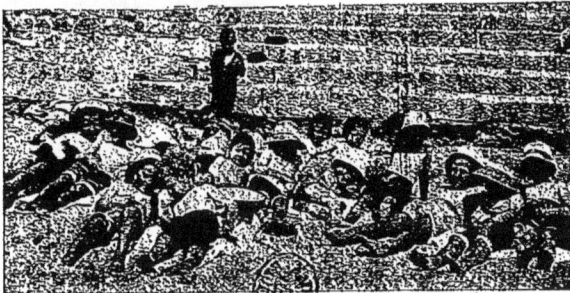

Pratique de la Cure hélio-marine à l'Aérium

Gymnastique en plein air,
Bain de soleil sur la plage.

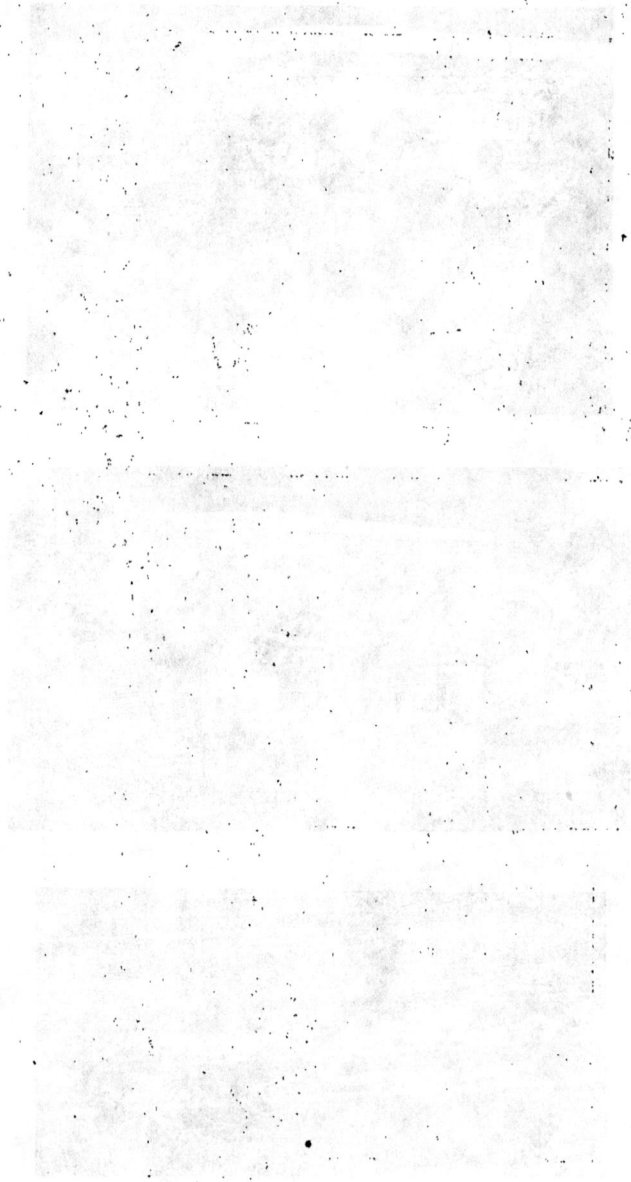

Éviter toute élévation thermique, toute poussée congestive; éviter le coup de soleil, qui, par l'érythème qui le suit, soit léger, soit phlycténulaire, retarde les bienfaits de la cure et peut réveiller une bacillose latente ou endormie : telle sera notre ligne de conduite.

Le malade, étendu sur une chaise longue, un brancard roulant, ou mieux, et c'est la coutume de l'Aérium, sur une sortie de bain, aura la tête soigneusement protégée. Réservant à quelques cas d'adénopathie suppurée ou de tuberculose osseuse ouverte l'emploi d'une gaze isolante pour tamiser les rayons, nous ferons toujours une insolation directe.

La cure, quelle que soit l'action locale à obtenir, débutera par les membres inférieurs; nous allons la schématiser de la façon suivante :

Premier jour : 15 minutes en trois séances : exposition des jambes.

Deuxième jour : 30 minutes en trois séances : exposition des jambes et des cuisses.

Troisième jour : 40 minutes, en quatre séances : exposition des jambes, des cuisses et des bras.

Quatrième jour : 40 minutes, en trois séances : exposition des jambes, des cuisses, des bras et du thorax.

Nous augmenterons chaque jour de dix minutes la durée de l'exposition si la cure est bien tolérée, pour arriver à la fin de la première semaine à une insolation d'une heure en deux séances, qui met à l'abri de tout accident fâcheux. A la fin de la deuxième semaine, on pratiquera trois séances d'une heure, sur lesquelles trois quarts d'heure seront affectés à l'exposition du cou et de la face, si cela est nécessaire.

Dès ce moment les malades, sauf quelques susceptibilités personnelles, seront parfaitement adaptés, et l'on pourra porter la durée d'insolation à quatre heures dès le premier mois, à cinq et six heures dans la suite. L'exposition, pratiquée entre neuf heures et onze heures et demie, entre deux heures et cinq heures, n'aura lieu ni à jeun ni pendant la période digestive, deux heures de sieste étant de règle après le déjeuner.

Cette technique précise de l'héliothérapie, si importante chez les adultes, et même si facile, ne peut être chez les enfants aussi systématiquement appliquée. Par une accoutumance remarquablement rapide, ces derniers supportent des doses bien plus considérables que celles que nous permettons. Vêtus d'un léger maillot, s'amusant bruyamment sur le sable, pataugeant dans le bassin si calme et pour nous tous si attrayant, nous les voyons des heures entières exposer leur petit corps, devenu robuste, à la radiation solaire. La brise se lève-t-elle, toute la troupe s'échappe et chaque groupe, mis à l'abri, s'allonge sur le sable.

Un des caractères primordiaux de la cure telle que nous la concevons est, avons-nous dit, d'être totale. Très souvent nous la pratiquerons subtotale, c'est-à-dire en permettant un maillot très court découvrant le thorax, parfois partielle et régionale, rarement locale, et dans ce dernier cas nous utiliserons des doses d'emblée plus considérables et plus prolongées.

Si dans les indications précédentes nous envisagions l'action générale du soleil, précieuse dans tous les cas, il est certaines circonstances dans lesquelles nous aurons à surveiller son action locale. Nous voulons parler ici du traitement des tuberculoses chirurgicales, auxquelles bien à tort s'est résumée pour certains toute la pratique de l'héliothérapie.

Pour les tuberculoses osseuses et ostéo-articulaires ouvertes, estimant que toute intervention chirurgi-

cale primitive est le plus souvent dangereuse, car
elle expose à mobiliser des bacilles qui se grouperont
dans le point de moindre résistance de l'organisme,
nous ferons uniquement de l'héliothérapie. La cure,
progressive et discrète les premiers jours (protéger
les surfaces ulcérées par une gaze), sera faite d'une
façon quotidienne et suivie d'un pansement soit sec,
soit humidifié (sérum artificiel simple ou térében-
thiné à 15 p. 1000). Dans l'intervalle des séances, le
membre malade, si c'est le cas, sera immobilisé dans
un plâtre bivalve ou largement fenêtré.

Quant aux adénopathies, même suppurées et fistulisées, elles constituent un des triomphes de la cure
hélio-marine. Si les ganglions sont ramollis, on les
ponctionnera à distance et on les exposera à la lumière solaire. S'ils sont fistulisés, l'exposition seule
sera suffisante, suivie d'un pansement léger qui, tout
en absorbant la sérosité, permettra, chose importante,
une aération continue des plaies.

2. **Cure d'air.** — Grâce à sa situation admirable,
d'où la vue s'étend très loin sur le bassin, l'Aérium permet d'associer à la cure solaire la mise en jeu constante
de l'air marin, agent physiothérapique si précieux et
si simple à utiliser, «synthèse complète d'éléments cu-
rateurs, capable à elle seule, deux siècles d'expérience
en font foi, de réparer, de fortifier la race » (Lalesque).

L'air marin, très riche en oxygène et en ozone,
particulièrement imprégné de senteurs balsamiques
sur notre littoral, qui joint la cure sylvestre à la cure
marine, pénètre par de larges ouvertures dans les
chambres et les dortoirs clairs et spacieux. Aussitôt
levés, nos malades en apprécient au dehors les effets
bienfaisants tantôt sur la plage, tantôt dans des
abris savamment disposés et d'une simplicité toute
rustique, tantôt dans la forêt de pins toute proche,

Progressivement entraînés, ils supportent des températures relativement peu élevées (6°16 en hiver comme moyenne), et nous pouvons prolonger l'aérothérapie, lui donnant ainsi par sa constance les caractères d'une cure bien comprise.

3. **Balnéothérapie.** — Un facteur de premier ordre est annexé à la cure hélio-marine et vient en accroître les résultats : c'est le bain de mer. Les malades déjà soumis au traitement héliothérapique sont baignés huit à dix jours après leur arrivée, à de rares exceptions près. Nous nous montrons encore prudents dans l'application de la balnéothérapie : ce bain, qui ne sera au début qu'une simple immersion très rapide (deux ou trois minutes), évitant le frisson secondaire et suivie d'une friction énergique, ne se prolongera jamais au delà de douze à quinze minutes pour les adultes et de dix minutes pour les enfants. En général très bien toléré, c'est un tonique puissant, un régulateur admirable de la pression sanguine, abaissée, comme nous le verrons, pendant le bain de soleil. Il est prolongé très souvent jusqu'au mois de décembre, où il est remplacé par l'usage de la douche tiède journalière, pour être repris vers le 15 juin. Malgré les craintes que cette pratique pourrait *a priori* suggérer, nous ne voyons jamais d'incident fâcheux se produire.

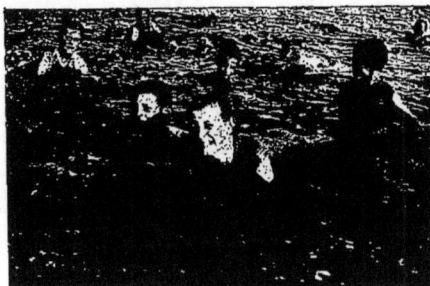

Indications.

————

Les avantages précieux du climat marin et les facteurs nombreux de physiothérapie groupés à la fondation vont nous permettre d'appliquer notre thérapeutique simple, mais méthodique, à de nombreuses affections.

1. **Maison de Santé**. — Cet établissement, actuellement spécialisé, du moins pour sa partie militaire, permet le traitement des affections à évolution lente (pleurésies purulentes, pleurites, etc.), mais surtout des tuberculoses chirurgicales ouvertes ou fermées (synovites, tuberculose ganglionnaire, osseuse ou ostéo-articulaire), qui peuvent être heureusement influencées par la cure hélio-marine.

Si dans cette transformation récente nous ne pouvons d'ores et déjà apprécier des résultats très complets pour les tuberculoses osseuses ouvertes, nous pouvons affirmer qu'elle intervient comme facteur indispensable dans la thérapeutique de ces affections. Ceci permet de légitimer tous les espoirs.

2. **Aérium**. — Une des premières indications de cet établissement, car pour nous *héliothérapie* n'est

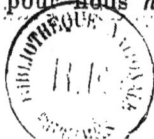

pas synonyme de traitement exclusif des tuberculoses chirurgicales, sera la cure d'un certain nombre
d'affections générales. Le bain de soleil, loin d'être
réservé aux actions pathologiques locales, deviendra
un complément précieux des moyens thérapeutiques
généralement employés, car il apporte tout naturelle-
ment une part de l'énergie nécessaire à l'entretien de
l'activité vitale. Nous admettrons donc à la cure hélio-
marine, dans cet établissement, les convalescents
non contagieux de maladies graves qui font le lit à la
tuberculose, d'interventions chirurgicales sérieuses, les
anémiques, les chlorotiques, les enfants lymphatiques
ou entachés de rachitisme. N'oublions pas que le
rachitisme guérit plus facilement dans le Midi que
dans le Nord (Denucé) les fils de tuberculeux, d'al-
cooliques, héréditairement prédisposés. Mais nous
traiterons aussi les petits citadins chétifs, aux organismes fragiles, souvent élevés dans des appartements
obscurs et insuffisamment aérés, mis en état de récep-
tivité morbide par une hygiène défectueuse.

Notre sollicitude ira très souvent à ces derniers,
parce que la cure hélio-marine fait merveille : elle
transforme des organismes plus ou moins tarés, les
met en quelques mois en plein équilibre de santé et
de force, et *contribue ainsi, pour sa part, à rendre la
race plus puissante et plus robuste.*

Nous insistons à dessein sur ce chapitre, peu connu
ou trop oublié, car il réalise un ensemble d'indications
intéressantes, auxquelles sont attachés les premiers
succès de cette excellente méthode.

Sont acceptées aussi pour la cure certaines affections de l'appareil respiratoire (asthme infantile,
convalescence de pneumonie ou de pleurésie, adénopathie trachéo-bronchique), de l'appareil digestif
(entérites légères), de la peau (eczémas, impétigo), du

tissu cellulaire (gommes et abcès froids); enfin, et c'est là que nous puisons de nombreux succès, nous traitons les adénopathies sous-cutanées ou viscérales; les périostites et ostéites chroniques, les tuberculoses osseuses ou ostéo-articulaires *sans suppuration*. Le traitement sera parfois très long pour ces dernières; armons-nous de patience et, mettant de côté les interventions trop souvent mutilantes, appliquons uniquement la cure hélio-marine chez nos malades, apportant une aide très salutaire à l'organisme, doté surtout chez les enfants de ressources inespérées.

III

Résultats.

Notre expérience actuelle de la cure hélio-marine, et plus particulièrement de l'héliothérapie, s'étend à soixante-dix cas observés soit à la Maison de Santé, soit à l'Aérium. De ces cas nombreux nous déduirons quelques réflexions générales, nous réservant de fournir à l'appui de l'action thérapeutique de la lumière solaire certaines observations recueillies avec le plus de soin possible chez les malades que nous avons suivis. Certes, nous n'avons pas à notre disposition les moyens de laboratoire ultra-modernes sans lesquels certains auteurs déclarent ne pouvoir faire de diagnostic précis. Très modestement, et suivant les principes de nos maîtres de la Faculté de Bordeaux, nous avons limité notre travail à des faits purement cliniques, en ayant recours à des procédés d'exploration classiques trop souvent oubliés.

1. **Action physiologique de la cure solaire.** — *A*. Ac-
TION PHYSIOLOGIQUE GÉNÉRALE. — L'action physio-
logique générale de la radiation solaire est assez difficile à apprécier, car dans la cure hélio-marine, déjà si complexe, il semble délicat d'attribuer à chaque facteur la part qui lui convient. Elle a fait malgré tout l'objet de notre observation constante, et voici ce que nous avons remarqué.

L'insolation ne s'est jamais produite avec les symptômes graves qu'on lui décrit. A peine avons-nous observé une élévation thermique passagère, variant entre 37°5 et 38°5, le soir même des premières expositions, dans trois ou quatre cas.

Les phénomènes physiologiques nous ont paru modifiés de la façon suivante pendant la cure solaire :

1º Accélération du pouls, assez rapidement produite, le pouls restant plein et très bien frappé.

2º Pression sanguine, prise à l'oscillomètre de Pachon, manifestement diminuée pendant l'exposition et subissant dans la suite une élévation aussi nette; peut-être faut-il attribuer à cette hypertension passagère la diurèse que nous avons constatée très souvent au début de la cure.

3º Respiration légèrement accélérée pendant le bain de soleil.

4º Le poids de nos malades a fait l'objet de recherches suivies, et nous avons choisi une vingtaine de courbes, permettant de se rendre un compte exact de cette action si heureuse de l'héliothérapie.

Les enfants dont les observations ont été prises ont été admis à l'Aérium pour des affections diverses (rachitisme, lymphatisme, scrofule, adénopathie trachéo-bronchique) et nous sommes arrivés aux résultats suivants :

L'augmentation totale du poids est parfaitement conforme aux faits déjà observés. La progression ne nous paraît pas être continue, comme l'affirment certains auteurs. Elle répond à la moyenne suivante :

	1er MOIS	2e MOIS	3e MOIS	4e MOIS
Au-dessous de 10 ans..	1,850 gr.	1,450 gr.	400 gr.	300 gr.
Au-dessus de 10 ans..	2,300 gr.	1,350 gr.	700 gr.	600 gr.

Augmentation totale de 6 à 7 kilos dans huit mois de cure.

Étude comparative des diverses pesées effectuées chez des enfants de l'Aérium :
Au-dessus de dix ans. — Au-dessous de dix ans.
(Pour la majorité, encore en traitement.)

ENFANTS DE MOINS DE 10 ANS	AUGMENTATION DE POIDS					
	1ʳ Mois.	2ᵉ Mois.	3ᵉ Mois.	4ᵉ Mois.	Nombre de mois de séjour.	Augmentation totale observée en kilog.
H. C., 5 ans 1/2	1.700	1.700	800	200	6	4.500
J. E., 8 —	1.700	700	»	»	2	2.400
R. M., 9 —	2.200	1.300	200	300	4	4.000
M. A., 9 a. 1/2	1.600	3.000	1.000	600	5	7.000
R. M., 9 a. 1/2	2.200	700	100	»	3	3.000
ENFANTS DE PLUS DE 10 ANS						
M. V., 15 ans	2.500	1.600	1.400	1.700	7 1/2	8.600
A. P., 18 a. 1/2. . . .	2.000	2.500	700	»	3	5.200
A. N , 16 ans.	3.500	»	»	»	1	3.500
C. B., 13 — . . . . *	3.300	1.700	300	200	5 1/2	5.500
E. O., 12 —	2.300	1.300	600	400	4 1/2	5.600
T. B., 13 —	800	»	»	»	15 jours	800
S. J., 11 a. 1/2	1.100	1.500	300	100	5	3.400
M. L., 12 ans	2.700	1.300	800	500	9	6.700
L. L., 11 —	2.700	»	»	»	1	2.700
V. R., 11 —	1.500	800	500	400	4	4.200
G. D., 12 —	1.000	800	700	500	4	3.000
MOYENNES OBSERVÉES						
Au-dessous de 10 ans. .	1.850	1.450	400	300		
Au-dessus de 10 ans. . .	2.300	1.350	700	600		

La courbe, après une ascension rapide pendant laquelle l'organisme reprend la quasi-plénitude de sa forme, subit une progression constante, mais plus lente dès le troisième mois. Nous arrivons à des résultats souvent remarquables, d'autant mieux que nos enfants sont des malades et que l'augmentation normale de poids est de 1,500 grammes pour la troisième et la quatrième année et de 2,000 grammes dans la treizième.

L'embonpoint constaté chez nos petits pensionnaires, leur aspect floride, ne sont pas dus seulement à un développement du tissu cellulo-adipeux, mais à un développement musculaire concomitant qui a eu le bénéfice de se produire d'une façon spontanée sous l'action du bain de soleil.

B. ACTION PHYSIOLOGIQUE LOCALE. — Comme action physiologique locale, l'héliothérapie attire notre attention par les caractères de la pigmentation cutanée qui se produit. Nous n'avons que très rarement observé l'érythème solaire, du reste très léger, mais toujours une pigmentation progressive, dont nous allons exposer la nature sans en approfondir le mécanisme intime, si discuté (processus de défense, de transformation des rayons, ou mieux d'adaptation).

La pigmentation s'est montrée rapide pour les parties découvertes, moins rapide pour les cuisses, les bras et surtout le thorax et l'abdomen, mais pour ces dernières régions devenant plus accusée et variant après la cure du brun cuivre au brun chocolat. L'évolution favorable des lésions a été parallèle à une pigmentation facile. La dépigmentation s'est produite sur des sujets soustraits à l'action des rayons solaires d'une façon beaucoup plus rapide au niveau de la face et des mains que sur les régions exposées dans l'héliothérapie totale (thorax, abdomen, région lombaire). Ceci implique, semble-t-il, que les parties constamment exposées à la lumière sont mieux adaptées ou jouissent peut-être de fonctions chromatophores spéciales.

2. **Action thérapeutique.** — *A*. ACTION THÉRAPEUTIQUE GÉNÉRALE. — Il faut observer nos enfants de l'Aérium pour se convaincre de l'action thérapeutique générale puissante exercée par la lumière solaire. Les débiles, les convalescents, les lymphatiques, subissent sous nos yeux une « véritable résurrection ». Arrivés pâles, amaigris, asthéniques, nous les voyons deux mois après complètement transformés. Leur appétit renaît, leurs fonctions d'assimilation se rétablissent, leur teint devient coloré; « ils reprennent l'allure gaie et insouciante naturelle à leur âge ». Ainsi fortifiés, ils sont mis pendant leur séjour à l'abri de toute maladie infectieuse grâce à des précautions sérieuses d'hygiène jointes à l'action bactéricide spéciale de la lumière.

Le système nerveux nous a paru heureusement influencé par la cure solaire : action *sédative* sur les centres, qui a toujours entraîné un sommeil réparateur des fatigues de la journée; *excitante* sur le système nerveux périphérique, grâce à laquelle peut s'expliquer, du moins en partie, l'augmentation des oxydations et la « suractivité des échanges ».

L'action tonique exercée sur l'organisme est encore plus manifeste, et nous avons sous les yeux des courbes de poids prises chez des enfants encore traités qui savent éloquemment le prouver. Ajoutons que l'augmentation moyenne est sensiblement supérieure aux résultats signalés par divers auteurs. Faut-il attribuer ce rôle, si puissant dans la nutrition, aux modifications du milieu sanguin qu'entraîne la radiation solaire, à des phénomènes réflexes, ou mieux à des modifications profondes du protoplasma cellulaire ? Nous ne pouvons le préciser. En tous cas, les observations suivantes, prises parmi de nombreuses, rendront plus apparent ce résultat, premier entre tous :

No 17. — A. P..., dix-neuf ans et demi. Entre le 26 mai 1916 à l'Aérium pour asthénie post-grippale, faiblesse de constitution. Sommets pulmonaires à surveiller.

Antécédents héréditaires. — Parents en bonne santé. Une sœur chlorotique.

Antécédents personnels. — Rougeole, scarlatine, coqueluche, angine, ictère infectieux bénin.

Pleurésie à sept ans. Toujours délicate dans son enfance.

Pendant deux ans, santé normale. En mars 1916, grippe très sérieuse, dont la convalescence a été longue et traînante.

A l'arrivée, le 26 mai 1916 :

Poids, 56 kilogrammes ; taille, 1m71. Jeune fille très pâle, très amaigrie, mangeant peu, se remuant avec appréhension.

Appareil pulmonaire : ni toux ni expectoration. Submatité aux sommets. A l'auscultation, respiration puérile, saccadée, sans autres symptômes inquiétants.

14 septembre, après 3 mois 1/2 de cure :

Poids, 61 kil. 200. Très bon aspect général ; pigmentation accusée. La malade a toute apparence normale. N'ayant jamais été réglée, elle a vu ses règles apparaître.

Pas de symptôme pulmonaire ; la respiration prend le rythme normal.

Traitement. — Cure hélio-marine, balnéothérapie.

No 18. — A. N..., seize ans. Entre à l'Aérium le 20 juillet 1916 pour débilitation post-grippale.

Antécédents héréditaires. — Rien à signaler.

Antécédents personnels. — Diphtérie à seize ans. Grippe très sérieuse en avril 1916, dont la malade ne peut se relever.

A l'arrivée, le 23 juillet 1916 :

Poids, 43 kilogrammes. Grande jeune fille maigre, très asthénique, pouvant à peine se soutenir. Anorexie absolue. Caractère triste.

A surveiller au point de vue respiratoire. Troubles gastriques nécessitant une alimentation choisie.

10 septembre 1916, après 1 mois 1/2 de séjour :

Poids, 46 kil. 500. Transformation complète : la malade a très bon appétit, a toute apparence normale. Elle suit, au point de vue alimentaire, le régime ordinaire de l'Aérium.

Traitement. — Cure hélio-marine, héliothérapie progressive et totale.

Traitement général. — Injections hypodermiques quotidiennes (sol. cacodylate de soude, sulfate de strychnine, glycérophosphate de chaux) pratiquées pendant dix jours.

No 19. — M. W..., quinze ans. Admise à l'Aérium le 22 novembre 1916 pour anémie.

Antécédents héréditaires. — Rien à signaler.

Antécédents personnels. — Dysenterie.

A l'entrée :

Poids, 50 kilogrammes. Taille, 1m61. Périmètre thoracique, 0m82.

Enfant très grande, anémique, mauvais appétit et n'étant pas encore réglée.

Douleurs lombaires fréquentes, nécessitant de longues heures de chaise longue.

A la sortie, après 7 mois 1/2 de séjour :

Poids, 58 kil. 600. Taille, 1m63. Périmètre thoracique, 0m85.

État général parfait. Règles normales.

Étant donné le résultat très heureux de la cure, Mlle W... retourne en Angleterre.

Traitement. — Cure hélio-marine.

No 20. — M. A..., dix ans. Entre à la Maison de Santé le 12 août 1916 pour rhinite et angine infectieuses, endocardite.

A son arrivée à l'Aérium, le 28 septembre 1916, guérison de l'angine, mais état général alarmant. Poids, 24 kil. 600.

A sa sortie, le 28 février 1916, après 5 mois de cure : Poids, 31 kil. 600. Guérison complète ; état général parfait.

Traitement. — Cure hélio-marine.

B. ACTION THÉRAPEUTIQUE LOCALE. — a) *Affections locales non tuberculeuses.* — Nous avons soumis à la cure solaire un certain nombre de plaies atones dont la cicatrisation paraissait retardée, d'engelures profondes. Les résultats ont été constants et nous avons remarqué :

Un pouvoir bactéricide considérable; une action calmante manifeste; une action cicatrisante rapide qui, dans les brûlures, nous a rendu de précieux services par le résultat esthétique et fonctionnel qu'elle a entraîné. L'ostéomyélite juxta-épiphysaire opérée a été très heureusement influencée dans son évolution.

No 21. — Mme I. R..., quarante-cinq ans. Entre le 18 février 1916 à la Maison de Santé pour symptômes typhoïdes, sans localisation précise.

Nous l'opérons le 27 février pour ostéomyélite du tibia droit. Le 15 juin 1916, nous enlevons deux séquestres et nous curettons le foyer de la lésion.

Le 1er juillet, on commence à la Maison de Santé les séances d'héliothérapie locale. Sur la face antéro-interne du tibia droit, large plaie béante à bourgeons proliférants; une suppuration abondante s'écoule par cette vaste brèche.

Le 11 août, notre malade quitte la Maison de Santé. De la plaie, que le bourgeonnement rapide est venu combler, s'écoule une sérosité claire, sans la moindre odeur. La marche est possible, et nous permettons à notre malade de faire quelques pas.

Le 4 septembre, après des séances quotidiennes d'héliothérapie, la malade est capable de faire à pied des trajets

assez étendus. La plaie a environ 1 cent. 1/2 de profondeur
et 1 centimètre carré de surface. Un peu de sérosité s'en
écoule d'une façon intermittente.

Tous les mouvements de l'articulation du genou sont
possibles.

État général parfait.

Le 30 septembre, guérison complète, qui s'est maintenue.

Traitement. — Simples pansements secs; séances quotidiennes d'héliothérapie locale, grâce auxquelles notre
malade est presque complètement guérie trois mois après
une large séquestrotomie.

b) Tuberculoses externes. — Le traitement des tuberculoses externes réalise l'indication la plus connue de
la cure hélio-matine. Nous pouvons dire, conformé-
ment à l'avis de Poncet et Leriche, que toute tuberculose externe relève de cette thérapeutique. Mais
notre expérience, peut-être trop récente, ne nous
permet pas d'affirmer, comme disait Rollier, que ce
traitement guérit uniformément, à tous les degrés et
à tous les âges, toutes les formes de cette affection.

Les résultats constatés sont très souvent heureux,
et parmi les trente cas que nous traitons en ce moment,
nous nous permettrons, pour chacune des formes, de
détacher les observations les plus intéressantes. Ce
travail, nécessairement limité, n'aura d'autre but que
de signaler ces résultats chez les malades remplissant
les conditions d'entrée à la Fondation.

Les *adénopathies bacillaires*, si elles semblent à première vue ne pas entrer dans le cadre des affections
à traiter par l'héliothérapie, puisqu'elles ont d'ordinaire leur siège sur des parties découvertes, sont
cependant justiciables de la cure hélio-marine. Elles
guérissent avec une admirable constance dans des
délais souvent très limités. L'exposition locale, pratiquée souvent au début dans ces adénopathies, doit

être totale dans la suite, car nous savons combien
la tuberculose constitue une maladie générale dans
laquelle se reconnaît toujours la prépondérance du
terrain. Agissons donc sur l'état général par l'héliothérapie totale, et nous arriverons, grâce à ce traitement rationnel, à de très beaux succès.

Sous l'influence de cette thérapeutique, les ganglions volumineux indurés, mais sans suppuration,
diminuent rapidement de volume, alors que des trai-
tements nombreux avaient échoué. Ils deviennent
indépendants et mobiles et disparaissent souvent en
trois ou quatre mois. Les ganglions suppurés mais
non ouverts, véritables abcès froids ganglionnaires,
traités par la ponction à distance et l'héliothérapie,
guérissent sans laisser de trace, d'où résultat esthétique parfait. Les glandes caséifiées et fistulisées, après
avoir subi au début des poussées congestives parfois
inquiétantes, subissent par sclérose une cicatrisation
rapide. Après cinq ou six mois de cure, toute suppuration tarit, le trajet s'oblitère et l'on obtient une
cicatrice de coloration normale, souple et mobile, à
peine visible.

Dans les cas nombreux d'adénite que nous avons à
traiter, nous exigeons de nos malades qu'ils se pro-
mènent pendant la journée le cou découvert, conti-
nuant en dehors des heures prescrites de bénéficier
localement de l'aérothérapie marine. Les pansements
sont constitués par quelques gazes retenues par du
sparadrap de Vigier.

Nous ne saurions passer sous silence, dans le traitement des adénopathies, l'adénopathie trachéo-bronchique, considérée par certains auteurs comme une
tuberculose ganglio-pulmonaire, le plus souvent pré-
face discrète d'une infection plus grave : 30 p. 100
des enfants admis à l'Aérium en sont atteints et pré-
sentent des symptômes frustes passant souvent ina-

perçus. Tous sont améliorés, beaucoup sont guéris grâce à la cure hélio-marine prudente, qui constitue le remède héroïque de cette affection (d'Espine).

N° 22. — M. A..., seize ans, élève à l'École militaire de Rambouillet. Entre le 1er juillet 1916 à l'hôpital auxiliaire pour adénopathie cervicale et axillaire vraisemblablement bacillaires.

Antécédents héréditaires. — Rien à signaler.

Antécédents personnels. — Fièvre typhoïde récente.

A son arrivée, le 1er juillet 1916 :

Anémie marquée.

Localement, grosse masse ganglionnaire cervicale droite du volume d'une orange, comprenant plusieurs ganglions adhérents. Sensibilité marquée; consistance ferme. Pas de tendance à la suppuration. Déformation très nette de la région cervicale. Ganglion axillaire correspondant, du volume d'un œuf de pigeon, mobile et non suppuré.

Le 4 septembre 1916, après 2 mois de cure :

Augmentation de poids : 8 kilogrammes. Grande amélioration de l'état général.

Localement, les ganglions, nettement séparés, sont durs, sclérosés, chacun du volume d'un haricot, dessinant une saillie imperceptible.

Traitement. — Séance quotidienne d'héliothérapie totale.

N° 23. — R. B..., trente et un ans. Vient à la consultation de la Maison de Santé le 15 juin 1916 pour adénopathie bacillaire ramollie.

Antécédents héréditaires. — Rien à signaler.

Antécédents personnels. — Il y a dix ans, dans la région sous-maxillaire gauche, ganglions tuberculeux suppurés, ouverts au bistouri, ayant laissé au bout de cinq mois des cicatrices adhérentes très visibles.

Réformé le 25 décembre 1915 : condensation pulmonaire du sommet gauche, craquements humides du côté droit.

Le 15 juin 1916, état général médiocre, amaigrissement très prononcé.

Localement, à 8 centimètres au-dessous et en dehors du

maxillaire (côté gauche), volumineux ganglion de la grosseur d'une petite mandarine, ramolli, adhérent et non douloureux.

Le 7 juillet, après trois semaines de traitement, disparition, par sclérose rapide, de l'abcès froid ganglionnaire, dont il est difficile de trouver la place primitive.

Le 14 septembre, le malade a augmenté de 18 kilogr.

État général très satisfaisant.

Traitement. — Héliothérapie locale. Ponctions à distance, suivies d'injections de liquide modificateur (formule du Dr Calot).

Première ponction le 15 juin. Pratiquée avec une grosse aiguille, permet de retirer 15 centimètres cubes de pus brun, grumeleux. Pansement compressif.

Deuxième ponction le 18.

Troisième ponction le 21.

Quatrième ponction le 24.

Après la quatrième ponction, le liquide ne s'est plus reproduit.

Guérison sans cicatrice.

N° 24. — A. F..., dix-sept ans. Entrée le 21 mai 1915 à l'Aérium pour adénites bacillaires fistulisées.

Antécédents héréditaires. — Rien à signaler.

Antécédents personnels. — Début de l'affection il y a quatre ans, par des ganglions du volume d'une noisette situés dans les régions carotidiennes droite et gauche. Les ganglions augmentent progressivement de volume et s'ulcèrent, laissant passer une abondante suppuration.

A son arrivée, le 21 mai 1915 :

Poids : 52 kil. 500. Anémie très marquée. Pas de lésion pulmonaire.

Localement, quatre à cinq ganglions suppurés, s'ouvrant à l'extérieur par des ulcérations (de la dimension d'une pièce de un franc) à bords déchiquetés, amincis et rougeâtres. Suppuration abondante.

Après huit mois d'héliothérapie :

Poids, 57 kilogrammes. Grande amélioration de l'état général.

Localement, ganglions indurés; suppuration très peu abondante et intermittente. La guérison n'est pas tout à faít complète.

Le 4 septembre 1916, après 16 mois de séjour à l'Aérium, bon état général, pigmentation très accusée. Guérison complète. Cicatrices à peine visibles. Demeure seul un ganglion sclérosé du volume d'une noisette dans la région de la nuque.

Traitement. — Héliothérapie progressive et prolongée sans autre moyen thérapeutique.

No 25. — R. D..., cinq ans. Entré le 2 juillet 1915 à l'Aérium pour adénite cervicale bilatérale suppurée et fistulisée.

Antécédents héréditaires. — Rien à signaler.

Antécédents personnels. — Coqueluche, oreillons.

A son arrivée :

Poids, 14 kil. 200. État général assez satisfaisant.

Localement, dans les régions carotidiennes droite et gauche, deux énormes ganglions du volume d'un œuf de poule, caséifiés, adhérents, noyés dans une gangue de périadénite. Cavernes ouvertes à l'extérieur et suppurant à tel point qu'un tamponnement est plusieurs fois nécessaire pendant les séances d'héliothérapie.

En octobre 1915, après des progrès très rapides, la guérison des trajets est déjà absolue; quelques ganglions cervicaux mobiles et de très faible volume persistent seuls.

En septembre 1916 :

Poids, 18 kilogrammes. Guérison persistante. Excellent état général.

Au niveau des anciens ganglions suppurés, cicatrices brunes, très mobiles sur les plans profonds, qu'on peut à peine deviner.

Traitement. — Héliothérapie totale. Pansements légers, tantôt secs, tantôt humidifiés par du sérum artificiel.

No 26. — V. D..., soldat au ...e d'infanterie, reconnu malade le 3 juillet. Entré à l'hôpital auxiliaire pour adénite bacillaire de la région sus-claviculaire droite, ponctionnée et fistulisée.

A son arrivée, état général satisfaisant. Pas de lésion

pulmonaire. Dans la région sus-claviculaire, surface ulcérée de la largeur d'une pièce de deux francs, à bords décollés et violacés. Trajet très profond, large décollement. Pus grumeleux très abondant. Au-dessous de l'adénopathie principale, trois ou quatre ganglions mobiles, non ramollis.

5 septembre, après 1 mois 1/2 de cure hélio-marine :

La surface anciennement ulcérée a subi une cicatrisation presque complète. Un orifice presque punctiforme laisse écouler un peu de sérosité jaunâtre. Le stylet s'arrête après un trajet de 1 centimètre. Tout autour de ce trajet sclérose très nette qui circonscrit la lésion.

Traitement. — Séances quotidiennes d'héliothérapie totale. Dans l'intervalle des séances, quelques gazes sur la plaie en permettent l'aération continue.

N° *27.* — A. V..., soldat au ...e d'infanterie, vingt-cinq ans, évacué du front le 4 mai 1916. Entré le 1er août 1916 à l'hôpital auxiliaire pour adénite carotidienne fistulisée. Sommets suspects; adénopathie trachéo-bronchique.

Antécédents héréditaires. — Rien à signaler.

Antécédents personnels. — En mars, le malade s'aperçoit de la présence dans la région carotidienne d'un petit ganglion mobile et non douloureux. Ce ganglion grossit, devient ovoïde, globuleux (du volume d'un œuf de poule). Une intervention radicale pratiquée est suivie d'une suppuration chronique prenant les caractères de l'abcès froid ganglionnaire.

A son arrivée, mauvais état général, amaigrissement marqué. Cyphose dorsale, avec un léger degré de scoliose. Anorexie complète.

Localement, sur le bord externe du sterno-cléido-mastoïdien droit se dessine une plaie longitudinale de 4 cent. 1/2 sur 2 centimètres, à bords décollés, et dont le fond, bourgeonnant et sanieux, laisse sourdre une suppuration caséeuse. Pas de douleur provoquée. Douleurs névralgiques à irradiations diverses. Le malade tourne sa tête avec difficulté.

Le 4 septembre, après 1 mois 1/2 de cure, état général

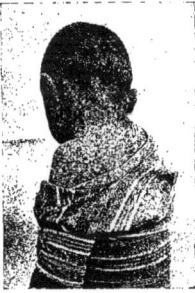 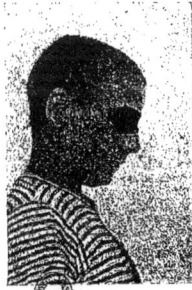 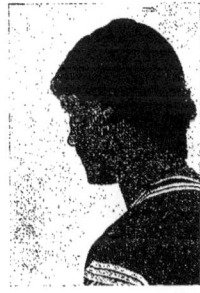

N° 27   N° 28   N° 24

Adénites cervicales fistulisées traitées avec succès par la cure hélio-marine.

encore assez précaire. Augmentation très notable des forces. Pigmentation très marquée. Appétit satisfaisant.

Localement, l'ulcération a très nettement diminué de surface. C'est un simple orifice, donnant issue à un liquide séro-purulent peu abondant. Son ombilication rapide a entraîné une adhérence manifeste aux plans profonds.

Disparition complète des douleurs spontanées.

Mouvements du cou actifs et passifs faciles et non douloureux.

Le 17 novembre 1916, après 3 mois 1/2 de cure, guérison complète.

Traitement. — Héliothérapie totale.

No 28, — R.V..., onze ans. Entré à l'Aérium le 19 mai 1916 pour gommes tuberculeuses de la face suppurées et fistulisées ; ganglions cervicaux suppurés.

Antécédents héréditaires. — Rien à signaler.

Antécédents personnels. — Rougeole. Pleurite à quatre ans. Bronchites fréquentes.

Début de l'affection fin décembre 1915 par des ganglions cervicaux rapidement caséifiés et incisés au bistouri. Une longue et abondante suppuration s'établit par des ulcérations de plus en plus étendues, et bientôt apparaissent (février 1916), comme ensemencées de proche en proche, sur la partie droite de la face, entre le lobule de l'oreille et l'aile du nez, des gommes sous-cutanées subissant une évolution rapide. En même temps, paraissent sur le thorax deux lésions de même nature (à 2 centimètres au-dessous du mamelon droit et au niveau de l'appendice xyphoïde).

Les gommes de la face, accompagnées d'une vive réaction inflammatoire, empêchent le malade d'ouvrir la bouche et rendent l'alimentation difficile.

A l'arrivée, état général médiocre. Poids, 27 kil. 700.

Localement, ganglions suppurés sous-maxillaires et cervicaux. Mais les lésions qui attirent plus spécialement notre attention sont constituées par une dizaine de gommes ramollies et ulcérées, rendant la figure difforme et soufflée, limitant les mouvements du maxillaire inférieur. De ces cratères s'écoule une suppuration très abondante, nécessitant plusieurs pansements par jour.

Actuellement, 4 septembre 1916, après 3 mois 1/2 de cure, état général très satisfaisant. Poids, 31 kilogrammes.

Localement, les ganglions cervicaux sont très diminués de volume et ne suppurent pas. Il existe un ganglion sous-maxillaire du volume d'une noisette, que nous avons ponctionné.

Lésions thoraciques guéries. Les gommes sont pour la plupart cicatrisées; deux ou trois donnent encore, sous l'influence du bain de soleil, une sérosité claire.

La figure a une apparence normale.

Le malade s'alimente très facilement.

Tuberculose ostéo-articulaire et synovites tuberculeuses. — C'est, dans le traitement de la tuberculose ostéo-articulaire que l'héliothérapie est venue puiser ses plus beaux succès des dernières années. Les belles photographies publiées par Rollier le témoignent d'une façon saisissante. La thérapeutique souvent désespérante employée il y a dix ans encore, les résections nombreuses qui constituaient un procédé classique fréquemment en usage, ont fait place à cette méthode, mieux réglée et mieux adaptée à ses exigences nouvelles grâce à l'impulsion de l'École lyonnaise et à la merveilleuse organisation de Rollier. Une de ces indications primordiales est, ne l'oublions pas, sa mise en pratique précoce. N'attendons pas, comme cela arrive, hélas! trop souvent, que les tuberculeux osseux soient porteurs de larges ulcérations. Soumettons-les de bonne heure à la cure hélio-marine. A cette condition seule nous observerons des résultats satisfaisants.

Notre ligne de conduite, déjà exposée, sera comme toujours guidée par le principe de la cure totale, dont l'action sera excellente et certaine sur l'état général. L'action locale bien dosée et suivie d'im-

mobilisation est très bonne pour les tuberculoses
fermées, chez lesquelles le résultat est rapide, certain
et idéal au point de vue fonctionnel; elle est encou-
rageante pour les tuberculoses ouvertes, et réalise
pour ces affections, à évolution si longue, la moins
décevante des thérapeutiques.

Nous traitons en ce moment à la Fondation un
certain nombre de synovites bacillaires, de tuberculoses osseuses ou ostéo-articulaires ouvertes (tuberculoses sterno-costales, tibio-tarsiennes, ostéites du
tarse, tumeurs blanches du genou et du coude, du
poignet et des os du carpe, spina-ventosa). Voici les
effets locaux que la radiation solaire nous a paru
produire : vaso-dilatation active, amenant parfois
une poussée congestive passagère; analgésie complète
(nos malades ne souffrent pas); douleurs provoquées
tardives à disparaître, mais douleurs spontanées
nulles; action très heureuse sur les abcès ossifluents,
à la condition de joindre à l'héliothérapie la pratique
aussi précoce que possible des ponctions. Sur les
abcès fistulisés, suintement séreux pendant le bain de
soleil; action antiseptique et cicatrisante manifeste.
Parmi les effets constatés dans toutes les variétés
de tuberculoses ouvertes, certains nous ont paru plus
constants dans quelques localisations fréquentes :
spina-ventosa, tumeur blanche du coude, où le résultat fonctionnel parfait n'est pas très rare; tuberculose du pied, tumeur blanche non ouverte du genou,
mais à la condition d'immobiliser d'une façon absolue
dans des appareils bivalves ou mieux largement fenêtrés. Après guérison, le retour *ad integrum* a été pro-
gressif. Nous n'avons jamais mobilisé d'articulation,
estimant que la meilleure mobilisation est encore
celle que le malade exécute lui-même. Guérison des
tuberculoses ostéo-articulaires n'a pas été synonyme

d'ankylose, car, sous l'influence de la cure héliothérapique, nous avons observé le retour parfait des
fonctions articulaires.

Nos observations, avons-nous dit, sont nombreuses;
presque toutes, malheureusement, sont en cours chez
des malades encore traités et non guéris. Deux seulement nous paraissent vraiment remarquables par les
résultats produits : nous nous permettrons de les
exposer.

No 29. — G. G..., quinze ans. Entre le 17 mars 1916 à
l'Aérium pour tuberculose du pied.

Antécédents héréditaires. — Rien à signaler.

Antécédents personnels. — Tuberculose du tarse opérée.
Évidement du calcanéum.

A l'entrée, le 17 mars 1916 :

Poids, 42 kil. 800. Assez bon état général.

Localement, plaie fistulisée. Écoulement séro-purulent
assez abondant.

16 août 1916, après 5 mois de cure, cicatrisation complète, ombilication profonde de la plaie.

15 septembre 1916. La cicatrisation s'est maintenue. Les
mouvements du pied sont normaux et non douloureux.
Atrophie musculaire marquée.

Traitement. — Immobilisation dans l'appareil plâtré
bivalve, héliothérapie totale et intensive. Pansements
locaux à l'iodargol.

No 30. — A. S..., huit ans. Entre à l'Aérium le 27 mars 1913
pour synovite fongueuse des péroniers droits et tuberculose
tibio-tarsienne.

Antécédents hérédilaires. — Mère bien portante; père en
bonne santé, mort accidentellement; un frère opéré d'ap-
pendicite, bien portant depuis.

Antécédents personnels. — Rougeole, coqueluche, broncho-
pneumonie, angine diphtérique, congestions pulmonaires
fréquentes, adénopathie trachéo-bronchique.

Dès 1911, l'enfant éprouve des difficultés à se servir

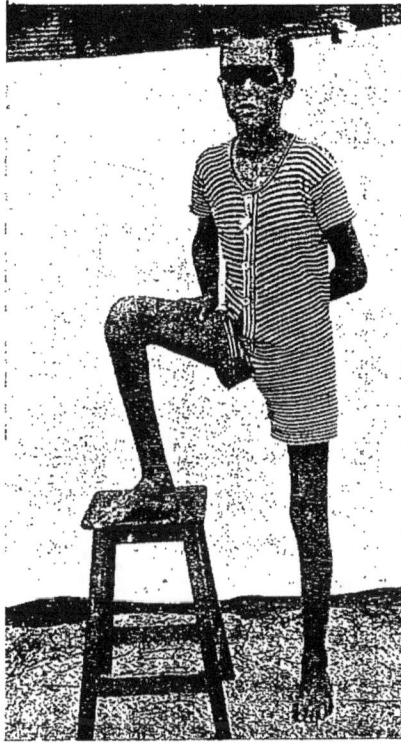

N° 30

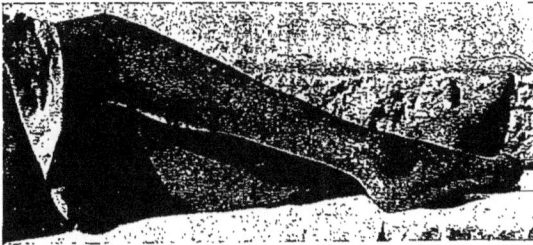

N° 29

Résultats de l'héliothérapie dans deux cas de tuberculose osseuse et ostéo-articulaire.

de la jambe droite; le pied prend une attitude vicieuse (en valgus).

En juillet 1912, l'enfant ne peut plus marcher. Appareil plâtré immobilisant l'articulation tibio-tarsienne droite et redressant le pied (ponctions multiples, injections modificatrices au niveau d'un abcès froid qui s'est produit dans la région malléolaire).

En octobre 1912, plâtre nouveau.

3 février 1913, l'abcès s'ulcère et suppure. Pansements alcoolisés. L'enfant marche avec des béquilles.

Entré à l'Aérium le 27 mars 1913, il présente quelque temps après son entrée une tumeur blanche du genou droit, puis une lésion de même nature du genou gauche qui entraînent une immobilisation absolue dans deux plâtres fenêtrés indépendants, embrassant l'articulation sous-jacente.

10 août 1915, ablation des deux appareils. Notable amélioration des deux côtés : diminution du gonflement, aplatissement des culs-de-sac synoviaux, diminution de douleur. De nouveaux appareils prenant simplement le genou, fenêtrés tous les deux pour permettre l'héliothérapie.

17 janvier 1916, deux nouveaux appareils identiques remplacent les précédents.

3 mai 1916, suppression des deux appareils : le genou droit a des mouvements de flexion très limités; le genou gauche est en ankylose.

Le sujet est considéré comme guéri.

15 septembre 1916, état général parfait. Le genou gauche a des mouvements encore limités; retour fonctionnel parfait du genou droit. Le malade marche sans béquilles.

Traitement. — Jusqu'au 3 mai 1916, immobilisation absolue dans des appareils plâtrés largement fenêtrés, héliothérapie.

Depuis le 3 mai 1916, héliothérapie totale.

Dans ce cas très heureux, la cure hélio-marine a produit de merveilleux effets : guérison en trois ans de trois tuberculoses ostéo-articulaires. Résultat fonctionnel parfait pour deux d'entre elles (15 septembre 1916).

Après être longtemps restée dans le domaine de l'empirisme, l'héliothérapie, depuis 1880, avec l'École lyonnaise, mais grâce aux travaux de Finsen et de ses élèves, est devenue une méthode rigoureuse, reposant sur des bases scientifiquement établies. Bien des facteurs dans son action demeurent encore inexpliqués, mais les résultats obtenus, joints à une utilisation très facile, sont une justification éloquente de ses succès.

Associée à la cure marine et pratiquée depuis déjà longtemps à la fondation Wallerstein, l'héliothérapie a donné de brillants résultats :

1º Dans une série d'affections non tuberculeuses.

2º Dans les tuberculoses externes, plus spécialement les adénopathies.

3º Elle possède une action générale remarquable, qui en fait le traitement de choix des convalescences et de certaines maladies constitutionnelles de l'enfance. Pratiquée en association avec une hygiène rigoureuse et une gymnastique réglée, elle réalise une culture physique naturelle qui permet à chaque organisme d'atteindre sa meilleure forme dans le minimum de temps.

Devant les bienfaits nombreux procurés par cet agent précieux de physiothérapie, on est très justement étonné de voir les tuberculeux chirurgicaux faire leur cure d'air et de soleil dans les salles d'hôpitaux de ville, qui ne réalisent pas à leur égard tous les avantages nécessaires. La tuberculose, ne l'oublions pas, est une maladie générale, dans laquelle le rôle du terrain est prépondérant; il est de toute nécessité

de modifier ce terrain, et ce n'est pas en laissant les
malades dans une atmosphère confinée que nous
aiderons à la reconstitution de leur organisme.

Il y aurait donc intérêt à l'égard des patients qui
trop souvent encombrent les services de chirurgie, et
pour lesquels la cure hélio-marine serait salutaire,
de généraliser cette méthode, suivie avec tant de
succès par l'Assistance publique de Paris, et le plus
souvent par les initiatives privées. Soyons assurés,
du reste, qu'elle le sera lorsqu'on aura découvert un
beau jour qu'il existe à 40 kilomètres d'une grande
ville une côte hospitalière claire et ensoleillée dont les
conditions idéales rappelaient si bien, il y a plus de
vingt-cinq siècles, aux Crétois l'« Hélios Basileus » de
l'Hellade, qu'ils en firent leur seconde patrie.

Il est enfin à souhaiter que la cure héliothérapique
ne reste pas l'apanage des seuls malades. Complément
indispensable de toute culture physique rationnelle,
c'est une méthode effective dans laquelle nous devons
puiser des forces nouvelles et régénérer notre organisme affaibli.

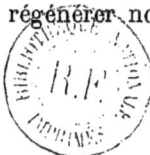

TABLE

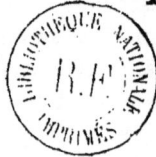

Bordeaux. — Imprimeries Gounouilhou, 11, rue Guiraude.

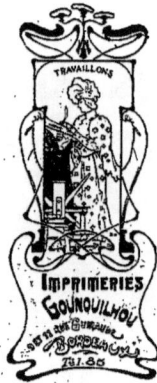

TRAVAILLONS

IMPRIMERIES
GOUNOUILHOU
15 11 RUE GUIRAUDE
BORDEAUX
131.86

www.ingramcontent.com/pod-product-compliance
Lightning Source LLC
Chambersburg PA
CBHW070747220326
41520CB00052B/3080